SMOOTHIES KOCHBUCH

Die Besten Grünen Smoothies Für Gewichtsverlust

(Smoothie Ideen Zum Abnehmen, Entgiften Und Stärken Deines Immunsystems)

Tom Dresdner

Herausgegeben von Sharon Lohan

© **Tom Dresdner**

All Rights Reserved

Smoothies Kochbuch: Die Besten Grünen Smoothies Für Gewichtsverlust (Smoothie Ideen Zum Abnehmen, Entgiften Und Stärken Deines Immunsystems)

ISBN 978-1-990334-95-5

☐ Copyright 2021 - Alle Rechte vorbehalten.

Dieses Dokument zielt darauf ab, genaue und zuverlässige Informationen zu dem behandelten Thema und Themen bereitzustellen. Die Publikation wird mit dem Gedanken verkauft, dass der Verlag keine buchhalterischen, behördlich zugelassenen oder anderweitig qualifizierten Dienstleistungen erbringen muss. Wenn rechtliche oder berufliche Beratung erforderlich ist, sollte eine in diesem Beruf praktizierte Person bestellt werden.
- Aus einer Grundsatzerklärung, die von einem Ausschuss der American Bar Association und einem Ausschuss der Verlage und Verbände gleichermaßen angenommen und gebilligt wurde.
Es ist in keiner Weise legal, Teile dieses Dokuments in elektronischer Form oder in gedruckter Form zu reproduzieren, zu vervielfältigen oder zu übertragen. Das Aufzeichnen dieser Veröffentlichung ist strengstens untersagt und jegliche Speicherung dieses Dokuments ist nur mit schriftlicher Genehmigung des Herausgebers gestattet. Alle Rechte vorbehalten.
Die hierin bereitgestellten Informationen sind wahrheitsgemäß und konsistent, da jede Haftung in Bezug auf Unachtsamkeit oder auf andere Weise durch die Verwendung oder den Missbrauch von Richtlinien, Prozessen oder Anweisungen, die darin enthalten sind, in der alleinigen und vollständigen Verantwortung des Lesers des Empfängers liegt. In keinem Fall wird dem Verlag eine rechtliche Verantwortung oder Schuld für

etwaige Reparaturen, Schäden oder Verluste auf Grund der hierin enthaltenen Informationen direkt oder indirekt angelastet.

Der Autor besitzt alle Urheberrechte, die nicht beim Verlag liegen.

Die hierin enthaltenen Informationen werden ausschließlich zu Informationszwecken angeboten und sind daher universell. Die Darstellung der Informationen erfolgt ohne Vertrag oder Gewährleistung jeglicher Art.

Die verwendeten Markenzeichen sind ohne Zustimmung und die Veröffentlichung der Marke ist ohne Erlaubnis oder Unterstützung durch den Markeninhaber. Alle Warenzeichen und Marken in diesem Buch dienen nur zu Erläuterungszwecken und gehören den Eigentümern selbst und sind nicht mit diesem Dokument verbunden.

INHALTSVERZEICHNIS

KAPITEL 1: IST EIN SMOOTHIE GESUND FÜR DICH? 1

KAPITEL 2: WORAUF SOLLTE MAN BEI DER ZUBEREITUNG ACHTEN? 6

KAPITEL 3: SMOOTHIES – DAS GESUNDE KULTGETRÄNK 9

KAPITEL 4: DIE VORTEILE VON SMOOTHIES 11

KIWI-SMOOTHIE 14
„ERDBEER- HIMBEER- SMOOTHIE" 15
GRÜNER MONSTER SAFT 16
SCHARFER-GRÜNER-SMOOTHIE 17
SPINAT-ANANAS-SMOOTHIE 18
KOPFSALAT-BRENNESEL-SMOOTHIE 19
BEEREN-SMOOTHIE 20
MUNTERMACHER SMOOTHIE 21
KARIBISCHER SALAT: 23
CRANBERRY SMOOTHIE 24
ERDBEER-BANANEN-SMOOTHIE 25
MRS. ORANGE 26
„COLD BANANA- SMOOTHIE" 27
PETERSILIE, GRÜNKOHL UND BEEREN SMOOTHIE 28
SPINAT-ERDBEER-SMOOTHIE 29
AVOCADO-KIWI-SMOOTHIE 30
SPINAT SMOOTHIE 31
ORANGEN-BANANEN-BUTTERMILCH-SMOOTHIE 32
NEKTARINEN WEINTRAUBEN SMOOTHIE 33
SMOOTH-BABY: 34
BROMBEER SMOOTHIE 36
WEIHNACHTSSMOOTHIE 37
DEEP PURPLE 38
SMOOTHIE- EISWÜRFEL! 39
GRÜNER APFEL-LÖWENZAHN SMOOTHIE MIT PFIRSICH UND FRISCHEN PREISELBEEREN 40
KAKI-GRÜNKOHL SMOOTHIE 41
SALAT-SENCHA-SMOOTHIE 42

Kopfsalat- Himbeer Smoothie	43
Kirsch-Smoothie	44
Kokosnussduft:	45
MIXED BERRIES	46
Grüner-Bananen-Smoothie	47
Bunte Exoten	48
New Energy	49
„Kokos- Frucht- Spinat- Smoothie"	51
Grüner Körper und Seelen Wiederherstellungssaft	52
Rote Bete-Smoothie	53
Grüner Frühstücks-Smoothie	54
Löwenzahn Smoothie	55
Matcha-Bananen-Smoothie	56
Granate:	57
GURKEN SMOOTHIE	58
Mango-Trauben-Smoothie	59
Noch grün hinter den Ohren	60
„Geschmacks- explosion"	61
Süßer Honigtau und Minze Smoothie	62
Birnen-Chinakohl-Smoothie	63
Einfacher Spinat-Smoothie	64
Babyspinat- Pfirsich Smoothie	65
Schokoladiger-Smoothie	66
Coco-Jamboo:	67
BIRNEN SMOOTHIE	68
Aprikosen-Erdbeer-Smoothie	69
„Easy- Peasy- Spinat- Smoothie"	70
Kokosnuss-Apfel-Ingwer Smoothie	71
Papaya-Spinat-Smoothie	72
Dragon Smoothie	73
POWER SMOOTHIE	74
Kokos-Ananas-Smoothie	75
Grüner Ananas-Gurken Smoothie mit Rübstiel und Senfkohl	76
Kohlrabi-Grapefruit-Smoothie	77
Milder Grüner Smoothie	78
Mandelbutter und „Jelly"	79

Himbeer- Bananen Smoothie	80
Kurzurlaub	81
Himbeeren - Brombeeren Smoothie	83
Obst Salat Smoothie	85
Papaya und Mango-Smoothie	87
Erdbeer – Smoothie	88
Die Vitamin-C Bombe	89
Zimt - Smoothie	91
Schokoladen Power	92
Bananen-Orangen-Ananas Smoothie mit Zimt	93
Spinat - Pfirsich Smoothie	94
Gurken Melonen Smoothie	95
Aufwecksaft	97
Blaubeer - Banane – Smoothie	98
Ananas-Minze Smoothie	99
Vielfrucht - Smoothie 2	101
Papaya Smoothie	102
Dattel Shake	104
Grünkohl Smoothie	105
Ananas-, Zitronengras- und Kardamommischung	107
Einfacher Bananen - Spinat-Smoothie	108
Saurer Smoothie	109
Apfel – Karamell - Smoothie	111
Rote Bete Pak Choi Smoothie	112
Herbst Power Smoothie	113
Milchfreier Bananenbrot Smoothie	114
Rohkostkakao	115
Motivations-Kick	116
Fruchtiger Sommer–Smoothie	118
Katerheilung	119
Orangen – Bananen - Kiwi -Smoothie	120
Avocado Mango Smoothie	121
Herbst Liebe	122
Melonen-Gurken Gewichtskiller Smoothie mit Minze	123
Grüner Apfel-Gurken-Smoothie	124
Mango Kokos Smoothie	126

Grüne Göttin	128
Einfacher Spinat-Smoothie	129
Abwehr Smoothie	130
Detox Smoothie	131
Erdbeeren Schoko Smoothie	132
Herbstsaft	133
Erdbeer-Avocado-Smoothie	134
Herbst Liebe	135
Gojibeeren Feldsalat Smoothie	136
Löwenzahn Smoothie	137
Ananaslimonade	139
Kirsch-Smoothie oder Kirsch-Joghurt-Getränk	140
Ingwer Hafer Birnen Smoothie	141
Heidelbeeren Shake	142
Minz-Schokostückchen-Smoothie	143
Himmlischer Engel	144
Grünkohl Bananen Birnen Smoothie	145
Mango Shake	146
Schwarzwald Smoothie	147
Süßkartoffeln Smoothie	148
Mango-Kokos-Minz-Smoothie	149

Kapitel 1: Ist ein Smoothie gesund für Dich?

Wie gesund ein Smoothie für Dich ist, hängt von den Zutaten und deren Proportionen ab. Viele Smoothies enthalten große Portionen von Obst und Gemüse, die in einer gesunden Ernährung empfohlen werden. Zu viele süße Früchte und Fruchtsäfte können jedoch zu viel Zucker produzieren. Ähnlich werden Zutaten wie Proteinpulver, Süßstoffe oder Eiscreme oft in Smoothies verwendet, die aber nicht unbedingt gesund sind.
Smoothies umfassen Ballaststoffe und sind somit dickflüssiger als Fruchtsäfte. Außerdem kannst Du vor allem grüne Smoothies herstellen (zu denen auch Gemüse gehört), um einen gesunden Lebensstil zu führen.
Grüne Smoothies
Grüne Smoothies bestehen zu 40 bis 50 % aus grünem Gemüse, normalerweise rohes Blattgemüse wie Spinat, Grünkohl, Mangold, Grünkohl, Sellerie, Petersilie oder Brokkoli, wobei die restlichen Zutaten aus Früchten bestehen. Du kannst jedoch auch weniger Gemüse und mehr Obst nutzen.
Wenn Du zuvor noch keinen Smoothie aus einer Mischung aus Obst und Gemüse probiert hast, wirst Du vielleicht vom Geschmack überrascht sein. Die Süße

von Früchten passt gut zu vielen Gemüsesorten und sorgt für ein köstliches und nahrhaftes Getränk.

Frier Deine Früchte ein

Wenn Du regelmäßig Smoothies machen möchtest, ist es eine gute Idee, etwas Obst im Gefrierschrank zu verstauen. Sie werden nicht nur ihren Nährwert und Geschmack behalten, sondern auch sofort kühlen, sodass Du kein Eis mehr hinzufügen musst. Bevor Deine Bananen in der Obstschale braun werden, kannst Du sie schälen, in Scheiben schneiden und einfrieren. Selbst Früchte, die normalerweise nicht gut frieren, wie Erdbeeren und Melonen können eingefroren werden, wenn Du sie in einem Smoothie verwenden möchtest.

Werde kreativ

Sobald Du die Grundlagen gemeistert hast, versuch Deinem Grundrezept verschiedene Geschmacksrichtungen hinzuzufügen. Verschiedene Arten von Nüssen oder Pulveressenzen geben Deinem Smoothie etwas Struktur und halten Dich auch länger satt. Es ist Dir überlassen, was für Zutaten Du benutzt. Die Möglichkeiten sind grenzenlos.

Smoothies für Athleten und Sportler

Wenn Du regelmäßig Sport treibst, kennst Du wahrscheinlich schon die goldene Ernährungsregel. Fünf Portionen Obst und Gemüse pro Tag essen. Leider haben die meisten von uns nicht genug Zeit, um ein Stück Obst oder Gemüse fünf Mal am Tag zu ergattern. Eine ausgezeichnete Lösung dafür sind natürlich nährstoffreiche Smoothies, vollgepackt mit Obst, Gemüse und vielen anderen Zutaten. Während eine große Portion Spinat als erstes in der Früh unvorstellbar erscheint, fällt es, wenn es in einen Smoothie gemischt wird, kaum auf und ist genau das, was dein Körper braucht. Indem Du frühmorgens Obst und Gemüse isst, setzt Du dich mit einer gesunden Ernährung für einen energiegeladenen Tag ein. Bei der Auswahl der Zutaten passen fast alles Obst und Gemüsesorten in einen Smoothie, wähle einfach die aus, die Du bevorzugst. Achte dabei darauf, dass Du zuerst die Kerne, Grübchen und Stiele entfernst.

Smoothies für eine gesunde Gewichtsabnahme

Der Grund, dass Smoothies Dir helfen können, Gewicht zu verlieren, ist, dass sie all Deine notwendigen Nährstoffe in einem Glas bekommen können, ohne überschüssige oder leere Kalorien hinzuzufügen. Wenn Du etwas über die Inhaltsstoffe lernst, die einen ausgewogenen Smoothie ergeben, kannst Du eine gute Balance zwischen Protein, komplexen Kohlenhydraten, gesunden Fetten sowie Vitaminen und Nährstoffen finden.

Neben den Basics kannst Du auch Zutaten beigeben, die den Nährwert Deiner Smoothies erhöhen, ohne zusätzliche Kalorien hinzuzufügen.

Smoothies für eine gesunde Gewichtszunahme

Smoothies sind eine perfekte Nahrungsergänzung, wenn Du an Gewicht zunehmen willst. Wenn Du keinen Appetit hast oder wenn Du aufgrund einer Erkrankung Verdauungsprobleme hast, ist ein Smoothie einfacher zu handhaben als Vollwertkost. Selbst wenn Du keine Probleme hast, ist ein Smoothie immer noch eine gute

Möglichkeit, mehr Kalorien in die Ernährung zu bekommen.

Sollte man seinen Smoothie mit auf die Arbeit nehmen?

Kurz und knapp, ja. Wenn Du morgens vor der Arbeit, keine Zeit hast, um ein Frühstück vorzubereiten, die Mutter Dir kein Butterbrot für die Schule machen kann oder Du während der Uni nie was isst, solltest Du einen Smoothie ab jetzt immer mit dabei haben. Ein Smoothie lässt sich am Abend vor dem schlafen gehen, oder morgens nach dem aufstehen schnell und einfach zubereiten. Zudem lässt es sich leicht transportieren und es passt ich jede Hand - Schul- oder Arbeitstasche. Du kannst außerdem viele wichtige Vitamine und Nährstoffe, die Du im Tag brauchst, einfach aufnehmen. Und zuletzt es schmeckt einfach lecker und macht auch satt.

Ist ein Smoothie die bessere Alternative, anstatt einem Glas Saft aus dem Supermarkt?

Obwohl ein Glas Saft für Dich vielleicht die schnellere Lösung ist, sind Fruchtsäfte im Allgemeinen eine weniger gesunde Wahl. Die Produktion von Saft zerstört nicht nur einige der nützlichen Inhaltsstoffe und Antioxidantien der Frucht, sondern entfernt fast den gesamten Fasergehalt. Ballaststoffe sind für Deine gesunde Verdauungsfunktionen essenziell, und die Aufnahme von Fruktose durch Obst, halten den glykämischen Index niedrig. Deshalb besteht die Vermutung, dass Säfte das Risiko für Diabetes erhöhen.

Aufgepasst vor Smoothies aus dem Markt

Fast alle Smoothies aus dem Markt enthalten Zucker, bei einigen ist sogar mehr Zucker drin als in einer Cola. Du solltest Dir den Smoothie am besten selber machen, und wenn Du trotzdem mal einen Smoothie kaufen solltest, dann achte darauf, dass er Vitamin C enthält. Laut dem Ökotest ist bei vielen fertigen Smoothies nämlich kein Vitamin C nachweisbar. Natürlich, gibt es bei Industriellen Smoothies auch ausnahmen, auf der Verpackung sollte stehen, dass keine Zusatzstoffe enthalten sind, die das Aussehen oder das Aroma verändern.

Kapitel 2: Worauf sollte man bei der Zubereitung achten?

Bei Smoothies können wir uns frei ausleben, denn wir können alles an Obst und Gemüse zusammen mischen. Natürlich schmeckt nicht alles gleich harmonisch miteinander und daher weisen wir auch darauf hin genau auf die Mengenangaben zu achten, sodass die Smoothies exzellent werden. Es gibt einige weitere Tricks, die wir bei der Zubereitung anwenden können, damit wir unsere Smoothies auf ein nächstes Level bringen.

Um den Geschmack noch intensiver zu machen können wir passende Kräuter und Gewürze benutzen. Bei unseren süßeren Smoothies können wir Kakao, Vanille, Zimt, Ingwer und vieles Mehr hinzufügen. Bei grünen oder gesunden Smoothies raten wir euch eher Gewürze wie Dill, Kurkuma, Basilikum, Curry oder sogar etwas Paprika Schärfe hinzuzufügen. Ihr werdet direkt einen großen Unterschied merken. Auch Nüsse sind erlaubt, die direkt eine andere Konsistenz bewirken und euch noch länger satt halten.

Wenn ihr nicht unbedingt einen teuren Mixer kaufen wollt, gibt es auch kostengünstigere Varianten, die auch vielversprechend sind. Auch ein Pürierstab kann eine gute Alternative sein. Das Gerät, welches ihr benutzt sollte jedoch auch Tiefkühlprodukte oder

Nüsse mixen könnt, da ihr sonst nicht die cremige und angenehme Konsistenz eines Smoothies bekommt.

Warum sind Smoothies so gesund?

Was wir an Vitaminen und Nährstoffen vielleicht nicht einmal an einem gesamten Tag zu uns nehmen würden, kann ein Smoothie vervollständigen. Es sollte niemals als ein Ersatz für unsere komplette Nährstoffzufuhr angesehen werden, jedoch kann man dadurch viele gute Stoffe ergänzen. Vor allem sind Smoothies eine optimale Alternative für alle unter uns, die manche Gemüse – oder Obstsorten einzeln nicht unbedingt freiwillig essen würden. Mit unseren leckeren Smoothie Ideen könnt ihr diese Sorten geschickt in euren Smoothie mischen und bekommt somit die kompletten Nährstoffe, ohne es am Geschmack zu merken. Mit diesem Trick könnt ihr jegliche Vitaminbomben untermischen.

Aber auch gesunde Fette und viele Ballaststoffe sind in Smoothies enthalten und diese geben euch die Garantie länger satt zu bleiben und auf ungesunde Snacks leichter verzichten zu können. Mit ausgewogener Ernährung, die euch unsere Smoothies zusätzlich bieten, könnt ihr Krankheitsrisiken senken und Ernährungsmängel ausgleichen. Probieren geht bekanntlich über Studieren und somit wollen wir euch dazu motivieren Rezepte aus unserem Buch zu probieren, die euch besonders gut dabei helfen euch wieder fit und gesund zu fühlen.

Entgiftung mit Smoothies

Um dem Körper was richtig Gutes zu tun, braucht man nicht immer komplizierte Ernährungspläne. Es reicht auch aus, wenn wir versuchen uns mit Hilfe von fördernden Stoffen zu entgiften, damit wir uns wieder vitaler fühlen. Mit nährstoffreichen Zutaten, die eine besondere Wirkung auf unseren Körper haben, könne wir es schaffen unseren Körper von Giften zu befreien, die wir durch unsere alltägliche Ernährung angesammelt haben.

Besonders hilfreich dabei sind Avocados, denn sie helfen unter anderem der Gallenblase beim Entfernen der Galle durch ihre gesunden Fette. Somit können Gifte leichter aus dem Körper entfernt werden.

Aber auch fettlösliche Vitamine wie z.B. D oder E können durch Avocados schneller aufgenommen werden. Auch Rucola hilft beim Entgiftungsprozess und gibt uns neben gesunden Stoffen auch ein gutes Aroma.

Durch Kohl gelangen wir an viele Ballaststoffe, die unserem Körper bei der Verdauung helfen. Das enthaltene Chlorophyll entfernt die Schwermetalle in unserem Körper. Somit sehen wir, dass Smoothies viele Vorteile für unsere Gesundheit bewirken und wir auch zu Zutaten greifen sollten, die auf den ersten Blick komisch oder unpassend wirken. Durch Smoothies setzt man sich mit vielen Zutaten auseinander und erfährt die Vorteile von dem ein oder anderem Produkt.

Kapitel 3: Smoothies – das gesunde Kultgetränk

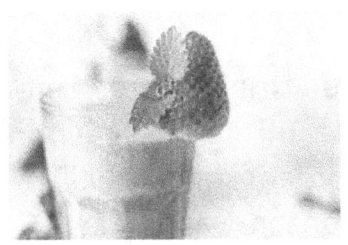

Smoothies werden immer beliebter. Und das ist auch gut so. Sie sind wahre Powergetränke.

Denn sie stecken voller gesunder Zutaten. Die Grundlage bilden Obst und Gemüse, hinzu kommen oft z.B. Joghurt, Milch, Säfte, Tee, Kräuter und Gewürze etc.
Für Smoothie wird in der Regel die ganze Frucht verwendet. Im Gegensatz zu Säften, bei denen das Fruchtfleisch herausgefiltert wird, finden sich im Smoothie also sowohl der Saft, als auch die festen Bestandteile wieder. Und gerade diese festen Bestandteile sind so gesund. Es handelt es sich vorwiegend um Pflanzenzellen mit ihren wertvollen sekundären Pflanzenstoffen und sättigenden Ballaststoffen.

Eigentlich wissen wir alle, wie gesund Obst und Gemüse sind. Viele Menschen nehmen sich daher vor, mehr Obst und Gemüse zu essen. Aber im Alltag scheitert dies oft am Zeitfaktor. Mit Smoothies kann es jedoch gelingen, endlich mehr Obst und Gemüse zu sich zu nehmen.

Denn die gemixten Drinks sparen Zeit. Der Grund: Obst und Gemüse muss oftmals nicht geschält, geschnippelt und entkernt werden, sondern wird – je nach Sorte – im oft sogar Ganzen verwendet. Große Obststücke müssen häufig lediglich grob zerkleinert werden, den Rest macht der Mixer! Smoothies kann man außerdem vorbereiten und gekühlt einige Tage lagern. Und man kann sie auch bequem unterwegs trinken. Hinzu kommt: Smoothies sind einfach lecker. Selbst Kinder und alle, die Obst und Gemüse eigentlich nicht so gern pur essen, mögen Smoothies oft sehr und greifen gerne zu. Durch all diese Vorteile unterstützen Smoothies eine gesunde Ernährung.

Kapitel 4: Die Vorteile von Smoothies

Schaffst du es jeden Tag 2-3 Portionen Rohkost zu essen ? Nein ? Ich auch nicht. Manchmal ist eben einfach nicht die Zeit oder der Appetit auf rohes Gemüse da. Das macht Smoothies, und gerade grüne Smoothies so genial! Egal, ob als komplette Mahlzeit oder nur mal so für zwischendurch... Smoothies liefern deinem Körper genau das, was er braucht, aber heutzutage zu wenig bekommt. Rohkost! Vitamine, Minerale, Ballaststoffe und Pflanzenstoffe. Und das Beste: Alle Smoothies, zumindest alle in diesem Buch, sind in weniger als 5-10 Minuten zubereitet. (und zwar inklusive Spülen) Der Smoothie ist also Spitzenreiter, wenn's um Fast Food geht. Eine schnellere, gesündere und vollwertigere Mahlzeit wirst du nirgends finden.

Ein weiterer Vorteil ist es, dass du in Smoothies einige Dinge „verpacken" kannst, die du sonst nicht unbedingt essen würdest. Verschiedene Samen, Heilkräuter und und und... Wenn du sie mit in den Mixer gibst, schmeckst du sie nur selten leicht heraus.

Und wusstest du, dass du bestimmte Pflanzenstoffe, wie z.B. Karotinode in „Smoothieform" sogar besser aufnehmen kannst als normal? Durch die Aufspaltung von Pflanzenzellen durch den Mixer werden bestimmte Enzyme und Pflanzenstoffe nämlich besser aufgenommen. Das macht den Smoothie dazu auch noch bekömmlicher.

Und das Beste: Sie schmecken einfach fantastisch, weshalb du deinen Gemüse,- und Obstanteil einfach nur wegen des Genusses steigern wirst!

Darauf musst du achten

Wenn du dir die Vorteile von Smoothies zu Nutze machen möchtest, solltest du einige Dinge beachten! Mach deine Smoothies selbst, und genieße sie möglichst frisch. Gekaufte Smoothies sind zwar auch lecker, werden aber oft zum Haltbarmachen erhitzt oder mit Zusatzstoffen versehen. Es geht also nichts über einen selbstgemachten Smoothie! Natürlich kannst du ihn auch vorbereiten und später am Tag verzehren, dann solltest du ihn aber kühl lagern und nach spätestens sechs Stunden genießen!

Wenn es um das Mixen deines Smoothies geht, solltest du ihn nicht länger als max. 40-60 Sekunden mixen, da sonst wertvolle Inhaltsstoffe auch zerstört werden können. Auch die Reihenfolge, in der du die Zutaten hinzufügst, kann eine Rolle spielen. Diese Aufgabe nehme ich dir allerdings in diesem Buch ab.

Der Mixer

Der Mixer spielt eine überraschend hohe Rolle, wenn es darum geht, einen leckeren und vor allem gut verdaulichen Smoothie zuzubereiten. Schafft der Mixer nicht die richtige Drehzahl oder hat nicht die richtigen Klingen, so kann er gewisse Pflanzenstoffe nicht richtig aufspalten und hat nicht genug Power um eine angenehme Konsistenz zu schaffen. Dann schmeckt dein Smoothie nicht und du kannst die wertvollen Pflanzenstoffe nicht richtig aufnehmen. Wenn du deinen Smoothie aufgrund von zu wenig Leistung zu lange mixen musst, kannst du wiederum wertvolle Pflanzenstoffe zerstören. Bei grünen Smoothies spielt das eine ganz besondere Rolle!

In den letzten Jahren habe ich viel ausprobiert und viele Mixer in den verschiedensten Preisklassen getestet. Ich habe Favoriten in den verschiedensten Preisklassen, die ich hier gerne mit dir teile, damit du in Zukunft deinen perfekten Smoothie mixen kannst.

Kiwi-Smoothie

Zutaten für 1 Portion:

175g Zuckermelonen-Fruchtfleisch
2 Kiwi
3 Blättchen frische Pfefferminze
1 TL Weizenkleieflocken
150g fettarmer Joghurt
Pro Portion etwa:
200 kcal
1g Fett
39g Kohlenhydrate
9g Eiweß

Zubereitungszeit:

5 Minuten
Und so geht's:

Zuckermelonen-Fruchtfleisch, Kiwi, frische Pfefferminze und Weizenkleieflocken mixen. Gut gekühlten, fettarmen Joghurt untermixen. Sofort genießen.

„Erdbeer- Himbeer- Smoothie"

Zutaten:
- 300g Himbeeren
- 300g Erdbeeren
- 2 EL Mandeln
- 120 ml Kokosmilch
- 2 EL Ahornsirup

Zubereitung:
Die Erdbeeren waschen und das Grün entfernen. Danach in Stücke zerschneiden und in den Mixer geben
Die Himbeeren und alle anderen Zutaten (ausgenommen der Dekoration) zu den geschnittenen Erdbeeren hinzugeben. Nun alles gut pürieren und mit dem Ahornsirup abschmecken.
Auf Gläser aufteilen und für etwa 30 Minuten in den Kühlschrank stellen.
Tipp: mit frischen Erdbeeren schmeckt der Smoothie noch viel besser als mit der Tiefkühlvariante

Grüner Monster Saft

Zutaten
Ein Becher Ananas
Ein Apfel
4 große Kohlblätter
Etwas Petersilie
Eine Gurke
6 große Stängel Sellerie
Eine kleine Menge Ingwer

Zubereitung
Alle Zutaten im Entsafter mischen. Bon Appetit!

Scharfer-grüner-Smoothie

Zutaten

1 Handvoll frischer Blattspinat
1 Banane, geschält
½ Apfel, entsteint
½ cm Ingwer, geschält
200 ml Milch
½ TL Honig oder Sirup

Zubereitung

Alle Zutaten in den Smoothie-Mixer geben und gut mixen.

Spinat-Ananas-Smoothie

Zutaten

1 kleine Bioananas, geschält
1 Handvoll Feldsalat und Spinat
1 Glas stilles Wasser
½ TL Spirulinapulver

Zubereitung

Alle Zutaten in den Smoothie-Mixer geben und gut mixen.

Kopfsalat-Brennesel-Smoothie

1 Handvoll Kopfsalat
1 Handvoll Heidelbeeren
1 Handvoll Brombeeren
1 Handvoll Brennnessel
Wasser nach Bedarf

Zubereitung:
Kopfsalat und Brennesel als erstes mit ein wenig Wasser mixen. Danach die restlichen Zutaten hinzugeben.
Alles für eine Minute gut mixen.

Diese Kombination ist voll mit Antioxidantien und somit ein echter Anti-Aging-Smoothie.
Auch Pflaumen sind Früchte des Herbstes und sollten in dem einen oder anderen Smoothie einen Platz finden. Folgendes Rezept bildet eine Geschmacksexplosion der besonderen Art.

Beeren-Smoothie

Zubereitungszeit: ca. 10 Minuten - 4 Portionen

Zutaten:
- 160 g Heidelbeeren
- 340 g Himbeeren
- 4 TL Honig
- 920 g Naturjoghurt

Zubereitung:

1. Waschen Sie die Heidelbeeren und Himbeeren
2. Die Heidelbeeren und Himbeeren in einen Mixer geben und für 20 Sekunden auf höchster Stufe mixen.
3. Honig und Naturjoghurt in den Mixer geben und ebenfalls auf höchster Stufe alles gut durch mixen. Bei bedarf mehr Honig oder als alternative Zucker dazu geben.
4. Dazu passen auch Eiswürfel. Servieren und genießen.

Muntermacher Smoothie

Zutaten:
1. 150gr Erbsen TK
2. 200 Gr Orangen
3. 200 Gr Ananas Frisch
4. 250gr kaltes Wasser
5. 5 Blätter Minze
6. 5gr frischer Ingwer
7. 15gr Agavendicksaft

- Zutaten in den Mixer geben oder in den Thermomix und Dann gut durchpürieren (Thermomix auf Stufe 10)
- Dieser Smoothie ist ein echter Muntermacher, durch den erhöhten Fruchtzucker geht es schneller in dein Blut und macht dich Wach und Fit.

1. Macht dich Fit
2. Macht dich Wach
3. Lecker
4. Pennst nicht mehr auf der Arbeit ein

- Fazit:// Es ist ein sehr guter fruchtiger Smoothie… Den habe ich immer getrunken, wenn ich gemerkt habe das ich keine Kraft mehr hatte. Dadurch das

ich fast keine Kohlenhydrate mehr zu mir
genommen habe

Karibischer Salat:

1 Handvoll Feldsalat
1 Banane
1 EL Kokosraspel
1 EL Leinsamen, geschrotet
1 TL Honig
250 ml Mineralwasser

Einfach den Feldsalat gut abwaschen, die Banane schälen und alle Zutaten zusammen in den Mixer geben. Hierbei ist auf Nichts zu achten. Je nach dicke des Shakes, einfach das Mineralwasser in den Mixer dazugeben.
Einfach und schnell, durch die Leinsamen und den Honig erhältst du zusätzliche wichtige Nährstoffe für deinen vitalen Smoothie.
Hinweis: Das Rezept kann mit jeder erdenklichen Zutat erweitert werden, z.B. mit Kiwi und Ingwer.
Tipp: Wenn du den oberen Rand deines Glases vorher mit Honig benetzt, kannst du einen tollen Kokoslook erzeugen, indem du den Rand mit Hilfe des Honigs mit Kokosraspeln beklebst.

CRANBERRY SMOOTHIE

Zutaten:

- 200 g Cranberries
- 100 g Wassermelone
- 50 g Salatgurke

Step by Step:

Wassermelone vierteln, Kerne entfernen und Fruchtfleisch von der Schale ablösen.
Alle Zutaten in den Mixer geben und gut durchmixen.

Durchschnittliche Nährwerte

	Pro Portion
Brennwert	100 kcal
Kohlenhydrate	18,8 g
Eiweiß	3,5 g
Fett	0,9 g

Erdbeer-Bananen-Smoothie

Zutaten:

Für 2 Portionen

1	Banane
6	Erdbeeren
300ml	Sojamilch

Zubereitung:

Bananen schälen und die Stiele der Erdbeere entfernen.

Alles in den Mixer und pürieren.

Mrs. Orange

Zutaten für 1-2 Portionen

- ☐ 1 -2 Orangen (. inkl. Fruchtfleisch, aber ohne Kerne)
- ☐ 1 mittlegroße Möhre
- ☐ 1 kleinen Apfel
- ☐ ½ papaya
- ☐ n.B. Wasser
- ☐ 5g Chiasamen

„Du solltest Mrs. Orange mal zu einem Mango-Tango einladen!"

Zubereitungstipp: Entweder presst du die Orangen ganz frisch aus, und fügst deinem Smoothie den Saft hinzu, oder du schälst sie, und versuchst alle Kerne herauszupicken.

In diesem Rezept sind aufgrund der Chiasamen ehr keine Leinsamen angebracht. (Falls du jetzt nicht wissen solltest wie ich auf Leinsamen komme, solltest du noch einmal zurück zu dem Kapitel „Gesundheitsbooster" blättern)

Nährwerte:361 Kcal - 65g Kohlenhydrate - 6g Eiweiß - 17,8g Ballaststoffe - 2,7g Fett

„Cold Banana- Smoothie"

Zutaten:
- 2 Banane
- 400g Joghurt
- 2 Tasse Espresso (Kaffee ohne Milch)
- Zimt zum verfeinern
- 10g Cashewkerne (nach Blieben)
- 4 Eiswürfel

Zubereitung:

Denn Kaffee zum Abkühlen für einige Zeit in den Kühlschrank stellen. Währenddessen die Banane schälen und mit den übrigen Zutaten zusammen in einem Mixer werfen. Dann den Kaffee dazu gießen und alles gut durchmixen.

Nun nur mehr den Smoothie mit Zimt verfeinern, in 2 Gläser gießen und die Eiswürfel hinzugeben.

Petersilie, Grünkohl und Beeren Smoothie

Zutaten
1/2 Becher flachblättrige Petersilie
4 Grünkohlblätter
Ein Becher gefrorene Bio-Beeren(z.B. Erdbeeren)
Eine Banane, geschnitten
Ein Teelöffel Flachssamen
Ein Becher Wasser

Zubereitung
Alle Zutaten im Mixer mischen. Bon Appetit!

Spinat-Erdbeer-Smoothie

Zutaten

1 Birne, entkernt
6 Erdbeeren
2 Guaven, geschält
250 g Spinat
150 ml stilles Wasser

Zubereitung

Alle Zutaten in den Smoothie-Mixer geben und gut mixen.

Avocado-Kiwi-Smoothie

Zutaten

1 große Avocado ohne Stein
2 geschälte Kiwis
300 g grüne, kernlose Weintrauben
1 großer, entkernter Apfel
100 ml Wasser
150 g Crushed Eis
5 Blätter Minze

Zubereitung

Alle Zutaten in den Smoothie-Mixer geben und gut mixen.

Spinat Smoothie

2 Handvoll Spinat
ca. 1/3 Salatgurke
1 Banane
1 Birne
1 Orange
(optional: 30 g Leinsamen)
Wasser

Zubereitung:
Mit dem Blattgemüse beginnen, dann alle Restlichen Zutaten hinzu geben.
Mixen bis die gewünschte Konsistenz erreicht ist

Orangen-Bananen-Buttermilch-Smoothie

Zubereitungszeit: ca. 10 Minuten - 4 Portionen

Zutaten:
- 2 Orange
- 1 Banane
- 500 ml Buttermilch
- 1 TLZitronensaft
- 1 TL Honig

Zubereitung:

1. Orangen waschen, halbieren und in mundgerechte Stücke schneiden. Bananen schälen und in Stücke schneiden.
2. Nun alle Zutaten in einen Mixer geben und auf der höchsten Stufe sehr fein pürieren.
3. Nun den Smoothie in Behälter umfüllen.
4. Dazu passen auch Eiswürfel. Servieren und genießen.

Nektarinen Weintrauben Smoothie

1 Banane
2 Nektarine
160 g Weintrauben
100 ml Apfelsaft

Die Früchte werden in den Mixer gegeben und gut miteinander vermengt.

Wichtig ist eigentlich nur, dass sowohl die Früchte,- als auch der Saft vorher ca. 2 Stunden in den Kühlschrank gestellt werden, damit der Saft schön kalt wird.

Smooth-Baby:

350 g Erdbeeren
1 Banane
500 ml Orangensaft, frisch gepresst
1 EL Honig (Waldhonig)
4 Erdbeeren für die Garnitur

Die Erdbeeren verleihen dem Smoothie eine angenehm rot-rose Färbung. Der Farbstoff, der dies bewirkt und in den Beeren zu finden ist, hießt Anthocyane. Ein wasserlöslicher Pflanzenfarbstoff, der vielen Pflanzen und Blüten ihre Färbung gibt.

Also bei Kauf darauf achten, dass die Beeren ungespritzt und reif sind. Am besten aus dem eigenen Beet pflücken. Nun die Erdbeeren mit kaltem Wasser gründlich waschen, entstielen und vierteln. Die Banane schälen und zerkleinern.
Tipp: die kleinen Bananen sind von Natur aus süßer als die handelsüblichen Großen. Dadurch erhält man eine natürliche Süße durch die Frucht und kann sich den Honig so sogar sparen.
Jetzt die Bananenstücke, die gevierteln Beeren und den frisch gepressten Orangensaft in den Mixer geben und auf niedriger Stufe 1-2 Minuten pürieren.
Wenn man die Erdbeeren vorher kurz einfriert, bekommt das Ganze eine Sorbe Note.
Zum Schluss einfach mit den übrigen Erdbeeren das

Glas verzieren. Durch die kalte Konsistenz und die Dickflüssigkeit, bleibt die Deko-Beere oben auf dem Smoothie liegen und sieht wie fest installiert aus.

BROMBEER SMOOTHIE

Zutaten:

- 200 g Brombeeren
- 1 Nektarine
- 100 ml Mineralwasser

Step by Step:

Nektarine entkernen.
Alle Zutaten in den Mixer geben und gut durchmixen.

Durchschnittliche Nährwerte

	Pro Portion
Brennwert	167 kcal
Kohlenhydrate	34,3 g
Eiweiß	3,8 g
Fett	1,1 g

Weihnachtssmoothie

Zutaten:

Für 2 Portionen

1	Apfel
150g	Blaubeeren
1	Limette
1 Prise	Zimt

Zubereitung:

Apfel entkernen und mit den Blaubeeren in den Mixer geben.

Etwas Wasser, Zimt und den Saft der ausgepressten Limette ebenfalls in den Mixer geben und alles pürieren.

Deep Purple

Zutaten für 1-2 Portionen

- ☐ 2 Bananen
- ☐ 150g tk Heidelbeeren
- ☐ 200ml Rote Beete Saft
- ☐ 75g Brombeeren / Himbeeren
- ☐ 100ml Wasser

Das tiefste Lila-Pink, dass du je gesehen hast. Genau das richtige für Einhorn-Fans und Meerjungfrauen!

Nährwerte: 364 Kcal – 74,2g Kohlenhydrate – 5,8g Eiweiß - 13,8g Ballaststoffe - 2g Fett

Smoothie- Eiswürfel!

Zutaten:
- Brombeeren
- Erdbeeren
- Himbeeren
- Passionsfrucht
- Mango
- ...

Zubereitung:
Püriere eine Frucht (oder ein Gemüse) deiner Wahl.
Die pürierten Früchte mit einer Banane, Naturjoghurt/ Milch und Honig abschmecken. Den Brei anschließend in Eiswürfeln einfrieren (3 pro Eiswürfel).

Tipp: mit frischen Erdbeeren schmeckt der Smoothie noch viel besser als mit der Tiefkühlvariant.

Grüner Apfel-Löwenzahn Smoothie mit Pfirsich und frischen Preiselbeeren

Zutaten
Ein Pfirsich
Ein Apfel
Eine Banane
1/2 Becher Preiselbeeren
4 Becher Löwenzahn
250ml gefiltertes Wasser

Zubereitung
Beginnend mit der Flüssigkeit, alle Zutaten im Mixer auf hoher Geschwindigkeit für 30 Sekunden mixen. Genieß deinen Smoothie!

Kaki-Grünkohl Smoothie

Zutaten

100 g Blätter vom Grünkohl
400 g Sharon Frucht
½ Banane, geschält
1 EL Kokosöl
1 TL rosa Pfeffer
300 ml stilles Wasser

Zubereitung

Alle Zutaten in den Smoothie-Mixer geben und gut mixen.

Salat-Sencha-Smoothie

Zutaten

1 Kopf Feldsalat
1 Handvoll Rucola
5 Datteln, entsteint
etwas Senchapulver

Zubereitung

Alle Zutaten in den Smoothie-Mixer geben und bis zur 1 Liter Markierung mit Wasser auffüllen. Gut mixen.

Kopfsalat- Himbeer Smoothie

8 Blätter Kopfsalat
½ Tasse Babyspinat
2 Datteln, entsteint
1 Tasse Tiefgefrorene Himbeeren
1 Reife Banane
Wasser

Zubereitung:
Alle Zutaten gut mixen Beginnend mit dem Blattgrün.
Ergibt etwa 1 ½ Liter Smoothie.

Kirsch-Smoothie

Zubereitungszeit: ca. 5 Minuten - 4 Portionen

Zutaten:
- 400 g Kirschen
- 600 g Joghurt
- 4 EL Honig
- 4 EL Milch

Zubereitung:

1. Kirschen waschen, halbieren und entkernen.
2. Nun alle Zutaten in einen Mixer geben und auf der höchsten Stufe sehr fein pürieren.
3. Nun den Smoothie in Behälter umfüllen.

Kokosnussduft:

2 Mangos
300ml Kokosmilch
4 EL Joghurt (Soja-)
4 Eiswürfel

Du solltest darauf achten, dass deine Mango wirklich reif ist, dass erkennst du am besten daran, dass die Mango schon etwas weich ist und der Geruch von außen intensiv wahrzunehmen ist.
Bei diesem topikalen Sommer Smoothie kannst du ganz einfach alle Zutaten zusammen in den Mixer geben und ihn servieren, sobald er eine cremige Konsistenz aufweist.

MIXED BERRIES

Zutaten:

- 100 g 5-Korn Flocken
- 100 ml Milch
- 150 g Magerquark
- 20 g Honig
- 200 g gefrorene Beerenmischung
- 15 g Proteinpulver (Vanille)

Step by Step:

Alle Zutaten in den Mixer geben und gut durchmixen.

Durchschnittliche Nährwerte

	Pro Portion
Brennwert	723 kcal
Kohlenhydrate	100,5 g
Eiweiß	41,8 g
Fett	15,0 g

Grüner-Bananen-Smoothie

Zutaten:

Für 2 Portionen

2	Bananen
150g	Feldsalat
250ml	Mineralwasser

Zubereitung:

Banane schälen, anschließend alles in den Mixer geben und bis zur gewünschten Konsistenz pürieren.

Bunte Exoten

Der Feigling
Zutaten für 1-2 Portionen

- ☐ 2 Feigen
- ☐ 2 goldene Kiwis
- ☐ 150g grüne Weintrauben
- ☐ 150ml. Wasser

Zubereitungstipps: Die Kiwis solltest du „schälen"..ist ja klar. Was die Feigen angeht, so kannst du dich entscheiden, denn die Schale ist essbar. Entweder also schneidest du sie in der Hälft durch und gibt's sie in den Mixer, oder löffelst das Fruchtfleisch heraus wie bei der Kiwi. Die Entscheidung überlasse ich dir.
Ps.: Kernlose Weintrauben machen sich gut im Feigling, dann wird er etwas weicher!

Nährwerte:250 Kcal – 51,9g Kohlenhydrate – 3,7g Eiweiß - 6,4g Ballaststoffe – 1,6g Fett

New Energy

Ergibt 2 Portionen
Pro Portion: ca. 125 Kalorien
Zubereitungszeit: ca. 7 Minuten

Zutaten:
1,5 Handvoll Blattspinat
2 Mandarinen
150 g Beerenmix (TK)
1 Apfel
1 kleines Stück Ingwer
1 Prise Zimt
2 getrocknete Datteln ohne Stein
50 ml Wasser

Zubereitung:

1. Waschen Sie das Obst, schälen Sie die Mandarinen. Schneiden Sie alles grob in Stücke.
2. Geben Sie alle Zutaten in den Mixer.
3. Zerkleinern Sie alles 2 Minuten auf höchster Stufe.
4. Nach Belieben können Sie nun weitere Flüssigkeit angießen, bis die gewünscht Konsistenz erreicht ist.

Und das macht diesen Smoothie so gesund:
- Wirkt schmerzstillend und stimmungsaufhellend
- Macht wach und verbessert Konzentration und

Leistungsfähigkeit
- Wirkt mild anregend

„Kokos- Frucht- Spinat- Smoothie"

Zutaten:

- 100g gefrorene Beeren (je nach Belieben)
- 2 gefrorene Bananen
- ½ Ananas
- 2 Handvoll Babyspinat
- 400 ml Kokosmilch
- Eiswürfel
- 2 EL Honig

Zubereitung:

Zu Beginn die Früchte und den Spinat waschen. Danach die Ananas und die Bananen in kleine Stücke schneiden.
Nun müssen die Banane und die Beeren für knapp zwei Stunden in das Tiefkühlfach.
Nun Obst und Gemüse mit der Kokosmilch vermischen und mixen. Den Smoothie mit etwas Honig versüßen und die Eiswürfel hinzugeben.

Grüner Körper und Seelen Wiederherstellungssaft

Zutaten
Eine Handvoll englischer Salat
Eine Handvoll Minze
Eine Handvoll Petersilie
Ein Esslöffel Zitronensaft
Eine kleine Gurke, der Länge nach geschnitten
Ein paar Salatblätter
4 Sellerie Stängel
2-3cm Ingwerwurzel
6 Eiswürfel

Zubereitung
Alle Zutaten im Entsafter mischen. In ein Glass umfüllen und die Eiswürfel hinzufügen.

Rote Bete-Smoothie

Zutaten

1 Banane, geschält
6 Rote-Bete-Blätter
1 Birne, entkernt
150 g Trauben nach Wahl
200 ml stilles Wasser

Zubereitung

Alle Zutaten in den Smoothie-Mixer geben und gut mixen.

Grüner Frühstücks-Smoothie

Zutaten

350 ml Fruchtsaft, nach Belieben
½ Zitrone
1 Stück Ingwer
2-3 Handvoll Spinat
1 geschälte Kiwi
1 entkernter Apfel
1 geschälte Orange
6 geputzte Erdbeeren
2 TL Honig oder Sirup
1 Schuss Wasser

Zubereitung

Alle Zutaten in den Smoothie-Mixer geben und gut mixen.

Löwenzahn Smoothie

max. 4-5 Blätter Löwenzahn
1-2 Handvoll Blattspinat
ca. 1/3 Salatgurke
1 Banane
1 Birne
1 Kiwi
(optional: 30 g Chiasamen)
Wasser
Bitte nur wenige Löwenzahnblätter verwenden!

Zubereitung:
Alle Zutaten gut durchmixen wobei man mit dem Blattgrün beginnen sollte. So lange mixen bis der Smoothie schön sämig wird.

Matcha-Bananen-Smoothie

Zubereitungszeit: ca. 10 Minuten - 4 Portionen

Zutaten:

- 4 Banane
- 4 TL Matcha Tee
- 4 Spritzer Zitronensaft
- 12 EL Naturjoghurt
- 4 EL Honig
- 320 ml Wasser

Zubereitung:

1. Bananen schälen und in Stücke schneiden.
2. Nun alle Zutaten in einen Mixer geben und auf der höchsten Stufe sehr fein pürieren.
3. Nun den Smoothie in Behälter umfüllen.
4. Dazu passen auch Eiswürfel. Servieren und genießen.

Granate:

1 Granatapfel
100 g Cranberrys
150 g Joghurt (1,5 % Fett)
250 ml Milch (1,5 % Fett)
Eiswürfel
Nach Belieben Honig

Als erstes den Granatapfel aufschneiden und mit einem großen Löffel die Kerne herauslösen. Diese dann zusammen mit den Cranberrys und dem Joghurt fein pürieren. Hierbei kannst du etwas Agavendicksaft hinzugeben, wenn dir der Granatapfel zu sauer ist. Anschließend gibst du die Eiswürfel und die Milch hinzu und mixt es noch einmal kurz durch.
Lass dich hierbei nicht von der Milch oder dem Joghurt abschrecken, diese geringen Fettanteile benötigt der Körper beim Abnehmen genauso, um den Stoffwechsel anzutreiben. Die vielen Vitamine des Granatapfels helfen dir dabei gesund zu bleiben. Dieser Smoothie ist eine wahre Mahlzeit.

GURKEN SMOOTHIE

Zutaten:

- ½ Gurke
- 250 g Kirschtomaten
- 100 ml Kefir

- Chilipulver
- 4 Eiswürfel

Step by Step:

Alle Zutaten in den Mixer geben mit Salz und Pfeffer würzen und gut durchmixen.

Durchschnittliche Nährwerte

	Pro Portion
Brennwert	131 kcal
Kohlenhydrate	19,6 g
Eiweiß	7,3 g
Fett	2,3 g

Mango-Trauben-Smoothie

Zutaten:

Für 2 Portionen

400g	Naturjoghurt
150g	Trauben (grün)
1	Mango

Zubereitung:

Mango schälen und klein schneiden. Trauben reinigen.

Alle Zutaten im Mixer pürieren.

Noch grün hinter den Ohren

Early Raiser
Zutaten für 1-2 Portionen

- ☐ 150g Blattspinat
- ☐ 2 Reife Bananen
- ☐ 5 Minzblätter
- ☐ 100ml Wasser

Mein Absoluter Lieblingssmoothie um mit vollen Akkus in den Tag zu starten! Für den Early-Raiser kannst du auch super gefrorenen Spinat verwenden. Aber bloß keinen Rahmspinat. Das schmeckt nicht, glaub mir...

Nährwerte:261 Kcal – 50,6g Kohlenhydrate – 6,8g Eiweiß - 8,8g Ballaststoffe – 1,1 g Fett

„Geschmacks- explosion"

Zutaten:

- 300g gefrorene Beeren
- 1 gefrorene Banane
- ½ Wassermelone
- 250 ml Milch oder Naturjoghurt
- 100 ml Mineralwasser
  - **Zitronensaft**
- Eiswürfel
- 1 EL Honig

Zubereitung:

Zu Beginn die Beeren waschen. Die Melone und die Banane schneiden.
Dann müssen alle geschnittenen Früchte für knapp zwei Stunden in das Tiefkühlfach gelegt werden.
Anschließend die gefrorenen Früchte mit den restlichen Zutaten in den Mixer geben und pürieren.

Nun noch mit etwas Honig versüßen und die Eiswürfel ins Glas geben!

Süßer Honigtau und Minze Smoothie

Zutaten
1/2 Honigmelone, gewürfelt (ung. 4 Becher)
1/2 Becher Kokosnussmilch
1-2 Blätter Minze
1 Teelöffel frischer Limettensaft
Ein Becher Eiswürfel
Ein Priese Honig oder Kokosnussnektar (optional)

Zubereitung
Die Melone in der Mitte zerschneiden, die Samen entfernen und die äußere Schicht wegschneiden. Nun würfeln und im Mixer mit Kokosnussmilch, Minze, Limette und Eis bis zur gewünschten Konsistenz mischen. Falls sie es etwas süßer mögen, fügen sie nun etwas Honig oder Kokosnussnektar hinzu. Servieren mit Minze oder Melonenstücken.

Birnen-Chinakohl-Smoothie

Zutaten

1 Pomelo, geschält
3 Birnen, entkernt
4 Blätter Chinakohl
Saft von 1 Zitrone
4 Datteln ohne Stein
1 EL Mung-Bohnen-Sprossen
2 EL Mandeln
1 EL Sesamöl
1 TL Zimt

Zubereitung

Alle Zutaten in den Smoothie-Mixer geben, nach Belieben mit Wasser auffüllen und gut mixen.

Einfacher Spinat-Smoothie

Zutaten

150 g frischen Blattspinat
150 ml frisch gepresster Orangensaft
1 reife, geschälte Banane
1 EL Mandelmus

Zubereitung

Alle Zutaten in den Smoothie-Mixer geben und gut mixen.

Babyspinat- Pfirsich Smoothie

1 Pfirsich, entsteint
Handvoll Babyspinat
1 Apfel
75ml Wasser

Zubereitung:
Alle Zutaten im Mixer gut durchmixen bis eine schöne Konsistenz erreicht ist.

Schokoladiger-Smoothie

Zubereitungszeit: ca. 10 Minuten - 4 Portionen

Zutaten:

- 600 ml Milch
- 80 g Zarte Haferflocken
- 4 EL Kakaopulver
- 4 Bananen
- 20 Erdbeeren, TK
- 4 TL Joghurt
- 4 TL Honig

Zubereitung:

1. Bananen schälen und in Stücke schneiden.
2. Alle Zutaten in einen Mixer geben und auf der höchsten Stufe sehr fein pürieren.
3. Nun den Smoothie in Behälter umfüllen.
4. Dazu passen auch Eiswürfel. Servieren und genießen.

Coco-Jamboo:

100 g Papaya
100 g Mango
100 g Banane
300 ml Ananassaft
350 ml Kokosmilch

Als erstes die Papaya und die Mango schälen, halbieren und entkernen. Bei der Papaya verwendest du am besten einen Löffel zum entkernen, bei der Mango ein scharfes Messer. Nun nur noch die Banane schälen und in kleine Stücke schneiden.
Jetzt gibst du die 3 Früchte in den Mixer und gibst nach und nach den Ananassaft und die Kokosmilch hinzu. Hierbei kannst du in 10 Sekunden Intervallen mixen und nach und nach den 2 Zutaten dazugeben.
Fertig ist ein exotischer Smoothie voll mit Vitaminen und gehaltvollen Früchten.

BIRNEN SMOOTHIE

Zutaten:

- 2 Birnen
- 150 g Grünkohl
- 100 ml Wasser

Step by Step:

Alle Zutaten in den Mixer geben und gut durchmixen.

Durchschnittliche Nährwerte

	Pro Portion
Brennwert	234 kcal
Kohlenhydrate	45,8 g
Eiweiß	7,6 g
Fett	1,6 g

Aprikosen-Erdbeer-Smoothie

Zutaten:

Für 2 Portionen

2	Aprikosen
200g	Erdbeeren
50g	Rote Beete
50g	Rucola Salat
100g	Blattsalat
150ml	Wasser (still)

Zubereitung:

Aprikosen entkernen. Stiele der Erdbeeren entfernen.

Alles zusammen in den Mixer geben. Bei Bedarf mit etwas Wasser strecken.

„Easy- Peasy- Spinat- Smoothie"

Zutaten:
- 300g Blattspinat
- 2 Bananen
- Orangensaft (1 Orange)

Zubereitung:
Zu Beginn den Spinat waschen und die Bananen schälen. Alle Zutaten in einem Mixer geben und die Orange auspressen (nur der Saft wird benötigt). Zu guter Letzt alles zusammen pürieren.

Kokosnuss-Apfel-Ingwer Smoothie

Zutaten
250ml ungesüßte Kokosnussmilch
Ein großer roter Apfel
2 Karotten
1 1/2 cm Ingwerwurzel, gepellt und geraspelt
2 Teelöffel Chia Samen, eingeweicht für 15 Minuten

Zubereitung
Beginnend mit der Flüssigkeit, alle Zutaten im Mixer auf hoher Geschwindigkeit für 30 Sekunden mixen. Dein Smoothie ist jetzt Servierfertig!

Papaya-Spinat-Smoothie

Zutaten

1 Banane, geschält
1 Papaya, geschält und entkernt
300 g Spinat
200 ml stilles Wasser

Zubereitung

Alle Zutaten in den Smoothie-Mixer geben und gut mixen.

Dragon Smoothie

8 Blätter Frisée
1 Handvoll Mungobohnensprossen
3 Clementinen
1 Drachenfrucht
1/2 Zitrone
Wasser

Zubereitung:
Alle Zutaten in den Mixer geben, beginnend mit Gemüse und so lange mixen bis eine gute Konsistenz erreicht ist.

Tipp:
Bei einer normalen Zitrone nur das Fruchtfleisch verwenden, bei einer Bio-Zitrone ist auch eine Zerkleinerung mit Schale möglich (Kerne aber zuvor entfernen).

POWER SMOOTHIE

Zutaten:

- 1 Banane
- 1 Apfel
- 1 Birne
- Saft von ½ Zitrone
- 100 g Blattspinat
- 1 Kopf Romana Salat
- 400 ml Wasser

Step by Step:

Alle Zutaten in den Mixer geben und gut durchmixen.

Durchschnittliche Nährwerte

	Pro Portion
Brennwert	327 kcal
Kohlenhydrate	71,6 g
Eiweiß	4,8 g
Fett	1,4 g

Kokos-Ananas-Smoothie

Zutaten:

Für 2 Portionen

100g	Ananas
1	Banane
4 TL	Olivenöl
400ml	Milch (fettarm)

Zubereitung:

Banane schälen und in grobe Stücke schneiden.

Anschließend mit den restlichen Zutaten in den Mixer geben und durch mixen.

Grüner Ananas-Gurken Smoothie mit Rübstiel und Senfkohl

Zutaten
Ein Becher Ananas, gewürfelt
2 Bananen
Ein Teelöffel frisch geraspelter Ingwer
1/2 Gurke, mit Schale
Ein Kopf Baby Senfkohl
2 Becher Rübstiel, gehackt
250ml Kokosnusswasser

Zubereitung
Beginnend mit der Flüssigkeit, alle Zutaten im Mixer auf hoher Geschwindigkeit für 30 Sekunden mixen.

Kohlrabi-Grapefruit-Smoothie

Zutaten

6 große Kohlrabiblätter
1 geschälte Grapefruit
1 geschälte Banane

Zubereitung

Alle Zutaten in den Smoothie-Mixer geben und bis zur 1 Liter Markierung mit Wasser auffüllen. Gut mixen.

Milder Grüner Smoothie

1,5 Handvoll Feldsalat
1/3 Salatgurke
1 großer Apfel (sonst zwei kleine Äpfel)
1/2 Mango
1/3 Zitrone
wenig (ca. 50-75ml) Wasser

Zubereitung:
Alle Zutaten in den Mixer geben, beginnend mit dem Blattgrün und gut mixen. Sofern es sich um keine Bio-Zitrone handelt, die Schale entfernen.

Mandelbutter und „Jelly"

Zutaten
2 Becher Spinat
2 Becher Mandelmilch, ungesüßt
2 Becher rote Beeren
2 Bananen
4 Esslöffel Mandelbutter

Zubereitung
Spinat und Mandelmilch im Mixer zu einer Gleichmäßigen Konsistenz zusammenmischen, dann die Früchte hinzufügen und weitermixen. Über Nacht kaltstellen. Genieß deinen Smoothie!

Himbeer- Bananen Smoothie

Für zwei Portionen
1 Packung (300 g) Tiefkühl-Himbeeren
1 Banane
ca. 150 – 200 ml Mandel-, Hafer- oder Kokosmilch

Zubereitung:
Die Banane mit einem Schuss Pflanzenmilch zu einem Brei mixen. Dann nach und nach Himbeeren und Pflanzenmilch hinzugeben.
Anstatt Pflanzenmilch kann auch Wasser genommen werden und somit ein leckeres Sorbet zu machen.

Kurzurlaub

Ergibt 2 Portionen
Pro Portion: ca. 135 Kalorien
Zubereitungszeit: ca. 7 Minuten

Zutaten:
1 Banane
125 g Ananas
1 Spritzer Zitronensaft
1 Apfel
2 Esslöffel Haferkleieflocken
50 ml Wasser
1 Messerspitze Ingwer
1 Prise Safran
1 Prise Curcuma
1 Handvoll Eiswürfel

Zubereitung:

1. Waschen Sie das Obst und schälen Sie Banane und Anans. Schneiden Sie alles grob in Stücke.
2. Geben Sie alle Zutaten in den Mixer.
3. Zerkleinern Sie alles 30 Sekunden auf mittlerer Stufe, dann 1 Minute auf höchster Stufe.
4. Nach Belieben können Sie nun weitere Flüssigkeit angießen, bis die gewünscht Konsistenz erreicht ist.

Und das macht diesen Smoothie so gesund:

- Sorgt für gute Laune
- Wirkt mild anregend
- Stärkt die Nerven

Himbeeren - Brombeeren Smoothie

Zutaten für 1 Glas:
-
40g Himbeeren, 40g Brombeeren
-
1/2 Banane
-
50ml Ananassaft
-
1TL Sesamöl
-
1 TL Leinsamenschrot
-
1 TL unbehandelte Zitronenschale

Zubereitung:

Das Obst abwaschen und die Bananen schälen und in kleine Stücke schneiden. Dann alle Zutaten in einen Mixer oder Smoothie Maker geben und mixen.
Anschließend den Smoothie in ein Glas abfüllen und genießen.

Kiwi - Walnuss Smoothie

Zutaten für 1 Glas:

-

1 Kiwi, 1 Birne

-

1TL Sesamöl

-

2 EL Wallnüsse

-

100ml kalter Maracujasaft (Alternativ kann auch Apfelsaft verwendet werden, aber kein Konzentrat)

Zubereitung:

Die Birne gründlich waschen, schälen und das brauchbare Fruchtfleisch in grobe Stücke schneiden.
Die Kiwis ebenfalls gründlich waschen, halbieren und mit einem Teelöffel das brauchbare Fruchtfleisch entnehmen.

Alle Zutaten in einen Mixer oder Smoothie Maker geben und mixen.
Anschließend den Smoothie in ein Glas abfüllen und genießen.

Obst Salat Smoothie

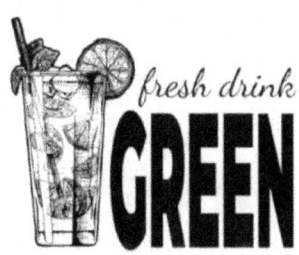

Zubereitungszeit	10 Minuten
Geeignet für	2 Portionen

Zutaten:

  2 Bananen
- 1 Kiwi
- 10 Weintrauben
- 125 g Blattsalat
- 1 Apfel
- 0,5 cm Ingwer
- ½ TL Chiasamen
- 1 EL Agavendicksaft

Zubereitung:

1. Banane und Kiwi schälen und in Stücke schneiden.

2. Blattsalat, Weintrauben und Apfel waschen und mit in den Mixer geben.

3. Den Ingwer klein hacken und alles pürieren.

Papaya und Mango-Smoothie

Ein dickflüssiger und kräftigender Smoothie, der delikat nach tropischen Früchten duftet.

Zutaten (1 Portion)
120g geschälte Papayastücke
120g geschälte Mangostücke
120g einfacher fettarmer Joghurt
60ml Milch

Wie wird's gemacht?
Alle Zutaten in einen Mixer geben. 1 Minute lang mischen, bis alles glatt ist. In ein Glas geben und sofort servieren.

Erdbeer – Smoothie

Zutaten

360 g	Erdbeeren, es gehen auch gefrorene
1	Banane
510 ml	Orangensaft
1,5 EL	Honig
4	Erdbeeren als Dekoration

Arbeitszeit: ca. 11 Min.
Zubereitungszeit: ca. 6 Min.
Schwierigkeitsgrad: simpel
 Kalorien p. P.: keine Angabe

Zubereitung

Erdbeeren klein schneiden, dann einfrieren. Banane abschälen. Mit Orangensaft, Honig und TK-Erdbeeren pürieren, in Gläser einfüllen, mit je einer Erdbeere verzieren.

Die Vitamin-C Bombe

Dauer: 4 Minuten

Zutaten:
- 1 rote Grapefruit
- 1 Orange
- 100 ml Wasser
- 100 g Joghurt
- 1 Bio-Zitrone

Zubereitung:

Mit dem Messer Grapefruit und Orange zerkleinern. Einen Teelöffel geriebene Bio-Zitrone hinzugeben. Die Zitrone in Hälfte schneiden und den Saft auspressen. Wenn Ihr wollt, könnt Ihr auch etwas Ananas dazugeben. Anschließend 120 Sekunden mixen lassen.

Wirkung:
Dieser Bomben-Smoothie vereint das gesamte Vitamin C reiche Obst in einem. Vitamin C wird oft unterschätzt und ist für unseren Körper ein reines Wunderwerk. Es schützt unsere Zellen vor freien Radikalen, die wir täglich durch unsere Umwelt aufnehmen und verhindert somit ihr absterben. Das hat zur Folge, dass wir langsamer altern. Unsere Haut, Haare und Nägel profitieren hierbei am Meisten.

Deswegen: Je mehr, desto besser! Doch wir können nur eine bestimmte Menge durch die Nahrung aufnehmen. Wer aber mehr über darüber wissen will, dem rate ich nach "Vitamin C Hochdosistherapie" oder "Liposomales Vitamin C" zu suchen.

Zimt - Smoothie

Zutaten für 1 Portion:

1 große Banane, geschält und geschnitten
3 EL Haferflocken
1 EL Mandelmus oder Erdnussbutter
½ - 1 TL Chai-Gewürz oder ersatzweise Zimt
250 ml Milch (z.B. Mandelmilch)
1 – 2 TL Ahornsirup

Zubereitung:

Alle Zutaten zusammen in den Mixer geben und mixen, bis alles sehr gut verbunden ist. Eventuell noch etwas nachsüßen.

Schokoladen Power

Zutaten für 1 Person (155 kcal)

- 1 Tasse Mandelmilch
- 1 EL geschmolzene dunkle Schokolade
- 1 Banane (geschält)
- ¼ Tasse Kürbiskerne

Alle aufgelisteten Zutaten in den Mixer oder Smoothie Maker geben und zu einem cremigen Saft mixen. Nachdem mixen, wenn möglich sofort genießen.

Bananen-Orangen-Ananas Smoothie mit Zimt

Zutaten
2 Bananen
1/2 Becher Ananas, gehackt
Eine große Orange, geschält
Eine Karotte, gehackt
Eine Mango, geschält und entkernt
Ein Esslöffel Zimt
Eine Campari Tomate
1-2 Becher Bio Grünkohl, gehackt
Ein Becher frischer Spinat, gehackt
250ml gefiltertes Wasser

Zubereitung
Flüssigkeit und das weiche Obst und Gemüse zusammenmixen. Nach 30 Sekunden auf hoher Geschwindigkeit, falls gewünscht, mit einem Löffel Hafer oder Reisproteinen verbessern.

Spinat - Pfirsich Smoothie

Zutaten für 1 Glas:

-

60g Blattspinat

-

2 Pfirsiche

-

40g Salatgurke

-

100ml Apfelsaft naturtrüb (kein Konzentrat verwenden)

-

2 TL Limettensaft, 1 TL Sesamöl

Zubereitung:

Den Spinat und die Salatgurke gründlich waschen, dann die Gurke schälen und in Stücke schneiden.

Die Pfirsiche gründlich waschen, schälen, entkernen und in grobe Stücke schneiden.

Alle Zutaten in einen Smoothie-Maker oder Mixer geben und mixen.

Anschließend den Smoothie in ein Glas abfüllen und genießen.

Gurken Melonen Smoothie

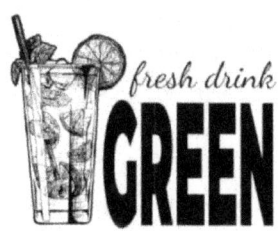

Zubereitungszeit	10 Minuten
Geeignet für	2 Portionen

Zutaten:
- 1 Gurke
- 1 Honigmelone
- 1 Handvoll frische Minze
- ½ Zitrone
- 150 ml Wasser
- 1 EL Agavendicksaft

Zubereitung:
1. Die Gurke waschen und in ca. 3 cm breite Scheiben schneiden, die Zitrone auspressen.

2. Die Minze waschen. die Melone halbieren und entkernen, das Fruchtfleisch auslöffeln und mit den anderen Zutaten im Mixer pürieren.

Aufwecksaft

Die würzigen Aromen dieser Zitruskombination werden deinen Tag und deine Geschmacksnerven garantiert ankurbeln.

Zutaten (1 Portion)
2 Grapefruits, geschält
2 Orangen, geschält
1 Zitrone, geschält

Wie wird's gemacht?
Alle Zutaten durch einen Entsafter geben. In ein Glas geben und sofort servieren. Du kannst diesen Saft auch in einer Zitruspresse mit halbierten Früchten herstellen.

Blaubeer - Banane – Smoothie

210 g	Heidelbeeren	
1	Banane	Zutaten
230 g	**Joghurt, 1,5 % Fett**	
2,5 TL	Vanillezucker	
¹/₂ TL	Zucker	
110 ml	Wasser	

Arbeitszeit: ca. 6 Min.
Zubereitungszeit: ca. 6 Min.
Schwierigkeitsgrad: simpel
Kalorien p. P.: keine Angabe

Zubereitung
Alles pürieren. Kalt anrichten.

Ananas-Minze Smoothie

Dauer: 7 Minuten

Zutaten:
- ¼ Ananas
- 1 Orange
- 1 Kopf Römersalat
- 1 Stängel Minze
- 1 EL Chiasamen
- 200 ml Wasser

Zubereitung:

Als Erstes befreit ihr die Ananas von Strunk und Schale. Anschließend wascht ihr Salat und Minze mit kaltem Wasser ab. Nun schneidet Ihr die ganzen Zutaten in kleine Stücke und gebt sie in den Mixer. Für eine optimale Nährstoffaufnahme könnt Ihr die Chiasamen 10 Minuten im Wasser einlegen. Ihr könnt auch statt dem Wasser einfach Minztee hernehmen.

Wirkung:
Beim Trinken dieses Smoothies legt Ihr euren Körper auf einen "Chillout-Modus". Die Pfefferminze hilft sehr gut bei Nervosität und beruhigt Körper, Geist und wirkt krampflösend sowie blähungshemmend.

Der Römersalat ist reich an Ballaststoffen und Volumen. Er sättigt auf eine leichte Art und versorgt den Körper mit essentiellen B-Vitaminen und wichtigen Mineralstoffen, wie Kalium und Calcium.

Vielfrucht - Smoothie 2

Zutaten für 2 Portionen:

1 Apfel, grob gewürfelt
1 Birne, grob gewürfelt
Saft von 2 Orangen
1 Banane, geschält und geschnitten
250g Himbeeren, frisch oder gefroren

Zubereitung:

Orangen auspressen. Alle Zutaten zusammen in den Mixer geben und mixen, bis alles gut verbunden ist.

Papaya Smoothie

Zutaten für 1 Person (260 kcal)

- 230 ml 100% Kokoswasser
- 1 Banane (geschält)
- 1 Handvoll Papaya geschnitten (geschält)
- 1 Handvoll Ananas geschnitten (geschält)
- 1/4 Gurke mit Schale
- 4 Eiswürfel
- 2 Hände voll Babyspinat

Alle aufgelisteten Zutaten in den Mixer oder Smoothie Maker geben und zu einem cremigen Saft mixen. Nachdem mixen, wenn möglich sofort genießen.

Grüner Schokoladen-Erdnussbutter Smoothie mit Haselnussmilch

Zutaten
2 kleine Bananen
Ein Esslöffel Erdnussbutter
Ein Esslöffel Kakaopulver
3 Becher frischen Baby Spinat
250ml Haselnussmilch

Zubereitung
Beginnend mit der Flüssigkeit, alle Zutaten im Mixer auf hoher Geschwindigkeit für 30 Sekunden mixen.

Dattel Shake

5 Datteln
½ Liter Wasser
Eventuell 2-3 Eiswürfeln im Sommer

Tipp:
Während dem Sport ist dieser Drink optimal um den Körper mit allen Wichtigen Nährstoffen und dem richtigen Zucker zu Versorgen.

Zubereitung:
Alles für eine Minute gut mixen.

Grünkohl Smoothie

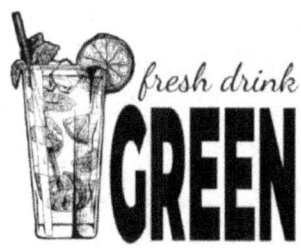

Zubereitungszeit	10 Minuten
Geeignet für	2 Portionen

Zutaten:
- 150 g Grünkohlblätter
- 1 Avocado
- 1 Mango
- 1 Banane
- 1 Apfel
- ½ TL Zimt
- 1 Prise Kardamom
- 300 ml Wasser
- 100 ml Apfelsaft

Zubereitung:

1. Die Grünkohlblätter abspülen.
2. Fruchtfleisch der Mango und Avocado herauslöffeln, Apfel klein schneiden.
3. Alle Zutaten in den Mixer geben und fein pürieren.

Ananas-, Zitronengras- und Kardamommischung

Kardamom ist in der westlichen Küche als Gewürz für Currys und asiatische Gerichte am bekanntesten. In Südasien und im Mittleren Osten wird es jedoch auch häufig in süßen Zubereitungen verwendet – und es wirkt wunderbar als warmes Aroma in Säften mit asiatischem Geschmack wie diesem.

Zutaten (1 Portion)
½ Ananas, geschält
1 Stiel Zitronengras, geschnitten
Samen aus 2 Kardamomhülsen
Saft einer ½ Limette

Wie wird's gemacht?
Die Ananas und das Zitronengras durch einen Entsafter geben. In einen Mixer mit den Kardamomkernen und Limettensaft geben und 30 Sekunden lang mischen. In ein Glas geben und sofort servieren.

Einfacher Bananen - Spinat-Smoothie

Zutaten

160 g	**Blattspinat, frischer**
160 ml	**Orangensaft, frisch gepresst**
1,5	**Banane**
1,5 EL	**Mandelmus**

Arbeitszeit: ca. 6 Min.
Zubereitungszeit: ca. 6 Min.
Schwierigkeitsgrad: simpel
Kalorien p. P.: keine Angabe

Zubereitung
Blattspinat abwaschen, Bananen abschälen.
Alle Zutaten pürieren.

Saurer Smoothie

Dauer: 5 Minuten

Zutaten:
- 1 Handvoll Babyspinat
- ½ Bund Petersilie
- 1 Grapefruit oder Granatapfel
- 1-2 Stangen Sellerie
- 1 TL Zitronensaft
- 200 ml Wasser oder grüner Tee

Zubereitung:

Wascht das Gemüse gründlich mit kaltem Wasser ab. Schneidet es anschließend in kleine Stücke. Schält die Grapefruit oder den Granatapfel sauber ab. Püriert alles gut durch und gebt einen kleinen Spritzer vom Zitronensaft hinzu und ihr seid fertig.

Wirkung:

Durch das viele grün in diesem Smoothie erhälst Du die grundlegendsten Vitamine, die Dir helfen durch den Tag zu kommen. Dieses Multivitaminpräparat bietet Euch Entgiftung, Schutz und Frische.

Tipp: Wer regelmäßig Petersilie kaut, der erfreut seine Mitmenschen mit einem frischeren Körpergeruch und einem angenehmen Atem. Dieser Effekt entsteht wegen dem Chlorophyll und den ätherischen Ölen der Petersilie.

Apfel – Karamell - Smoothie

Zutaten für 1 - 2 Portionen:

¾ Tasse Milch
¼ Tasse Apfelsaft
1 süßer Apfel, grob gewürfelt
1 EL Karamellsirup
2 Tassen Eiswürfel

Zubereitung:

Milch und Apfelsaft in den Mixer geben, dann den Apfel und den Sirup und am Schluss das Eis. Alles auf hoher Stufe mixen bis es gut verbunden ist.
Wer möchte, kann den Smoothie noch mit zusätzlichem Sirup toppen/verzieren.

Rote Bete Pak Choi Smoothie

Zutaten für 1 Person (256 kcal)

- 100 ml Wasser
- 1 Apfel
- 1 Karotte
- 1 Rote Bete
- 1 kleiner Pak-Choi
- 5 g geschälter Ingwer
- 1 Orange

Alle aufgelisteten Zutaten in den Mixer oder Smoothie Maker geben und zu einem cremigen Saft mixen. Nachdem mixen, wenn möglich sofort genießen.

Herbst Power Smoothie

Zutaten für 1 Person (295 kcal)

- 1 Banane (geschält)
- 150 ml frisch gepresster Orangensaft
- 1 Apfel (entkernt)
- 100 g Tiefkühl-Beerenmischung
- 1 walnussgroßes Stück Ingwer
- 5 Blätter Minze
- 1 Teelöffel Honig
- 1 Esslöffel Mandelmus

Alle Zutaten in den Mixer oder Smoothie Maker geben und zu einem cremigen Saft mixen. Nach dem Mixen am besten sofort genießen.

Milchfreier Bananenbrot Smoothie

Zutaten
2 extra gereifte Bananen
1/2 Becher Seidentofu
Ein Becher Mandelmilch
1/8 Teelöffel Zimt
Eine Prise Muskat
2 Esslöffel Ahorn Sirup
Ein Teelöffel Vanilleextrakt
1/4 Becher gerollter Hafer
1 1/2 Becher Eis

Zubereitung
Beginnend mit der Flüssigkeit, alle Zutaten im Mixer auf hoher Geschwindigkeit für 30 Sekunden mixen. Nun in Gläser füllen und falls gewünscht mit Ahorn Sirup verfeinern.

Rohkostkakao

½ Liter Reisdrink
5 Eiswürfel
1 Banane
5 Datteln
2 EL Kakao, schwach entölt

Zubereitung:
Alles für eine halbe Minute gut mixen.

Motivations-Kick

Ergibt 2 Portionen
Pro Portion: ca. 135 Kalorien
Zubereitungszeit: ca. 7 Minuten

Zutaten:
1 Orange
1 Rote Bete
1 Apfel
100 g Beerenmix (TK)
2 Esslöffel gemahlene Mandeln
3 Esslöffel Sanddornsaft
75 ml Wasser
Einige Eiswürfel nach Belieben

Zubereitung:

1. Waschen Sie Obst und Gemüse, schälen Sie die Orange. Schneiden Sie alles grob in Stücke.
2. Geben Sie alle Zutaten in den Mixer.
3. Zerkleinern Sie alles 20 Sekunden auf mittlerer Stufe, dann 1 Minute auf höchster Stufe.
4. Nach Belieben können Sie nun weitere Flüssigkeit angießen, bis die gewünscht Konsistenz erreicht ist.
5. In ein Glas füllen und nach Belieben Eiswürfel oder Crushed Ice hinzugeben.

Und das macht diesen Smoothie so gesund:

- Wirkt schmerzstillend und stimmungsaufhellend
- Macht wach und verbessert Konzentration und Leistungsfähigkeit
- Schützt Nervenzellen und unterstützt die Bildung von Botenstoffen im Gehirn

Fruchtiger Sommer–Smoothie

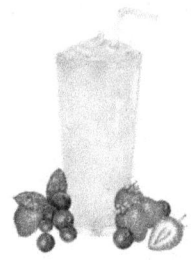

Zubereitungszeit	5 Minuten
Geeignet für	3 Portionen

Zutaten:
- 80 g Erdbeeren
- 1 Apfel
- 1 Banane
- 140 ml Wasser
- 180 ml Orangensaft
- 1 Prise Kardamom

Zubereitung:
1. Strunk der Erdbeeren entfernen, Apfel und Banane klein schneiden.
2. Alles miteinander im Mixer schaumig pürieren.

Katerheilung

Ein ausgezeichneter hydratisierender Saft, der dich wieder auf Höchstleistungen bringt, um den kommenden Tag zu bewältigen.

Zutaten (1 Portion)
1 Apfel
1 Karotte, geschält und geschnitten
2 Selleriestangen, geschnitten
1cm Stück geschälter Ingwer
360g gemischte getrocknete Beeren und Johannisbeeren
Wie wird's gemacht?
Alle Zutaten in einen Entsafter geben. In ein Glas geben und sofort servieren.

Orangen – Bananen - Kiwi -Smoothie

Zutaten

1,5	Bananen
1,5	Kiwis
5	Orangen

Arbeitszeit: ca. 11 Min.
Zubereitungszeit: ca. 6 Min.
Schwierigkeitsgrad: simpel
Kalorien p. P.: keine Angabe

Zubereitung
Bananen abschälen, in kleine Stücke zerschneiden. Kiwi abschälen und in Stücke zerschneiden. Orangen auspressen.
Alles pürieren, dann in Gläser einfüllen.

Avocado Mango Smoothie

Zutaten für 1 Person (515 kcal)
- 400 ml leicht Milch
- 1 Limette (Saft)
- 1/2 Mango (entsteint)
- 1 Avocado (entsteint)

Alle aufgelisteten Zutaten in den Mixer oder Smoothie Maker geben und zu einem cremigen Saft mixen. Nachdem mixen, wenn möglich sofort genießen.

Herbst Liebe

Zutaten für 1 Person (180 kcal)

- 200 g reife Zwetschgen (entsteint)
- 1 HV roter Mangold
- 250 ml Mandelmilch
- etwas Vanillepulver, Kardamom und Zimt

Alle Zutaten in den Mixer oder Smoothie Maker geben und zu einem cremigen Saft mixen. Nach dem Mixen wenn möglich sofort genießen.

Melonen-Gurken Gewichtskiller Smoothie mit Minze

Zutaten
2 Becher Honigmelone, gewürfelt
6 Blätter frische Minze
1/2 Gurke mit Schale
Eine gefrorene Banane
Ein Teelöffel Limettensaft
3 Becher Datteln
250ml Mandelmilch, ungesüßt

Zubereitung
Beginnend mit der Flüssigkeit, alle Zutaten im Mixer auf hoher Geschwindigkeit für 30 Sekunden mixen.

Grüner Apfel-Gurken-Smoothie

ca. 115 Kalorien, Zubereitungszeit: ca. 5 Minuten

Der Effekt:
- Entwässert und entgiftet
- Bekämpft freie Radikale und glättet die Haut
- Macht wach und konzentriert
- Regt die Fettverbrennung an

Zutaten:
2 Mandarinen
1 Apfel
½ Gurke
1 Handvoll Blattspinat
100 g Joghurt
2 Teelöffel Baobab-Pulver
Einige Eiswürfel nach Belieben

Zubereitung:
1. Waschen Sie Obst und Gemüse und schneiden Sie es grob in Stücke.
2. Geben Sie die festen Zutaten in den Mixer.
3. Fügen Sie etwas Flüssigkeit hinzu und mixen Sie alles.
4. Nach und nach können Sie nun so viel Flüssigkeit angießen, bis die gewünscht Konsistenz erreicht ist.
5. Nach Belieben Eiswürfel hinzugeben.

Was ist das Besondere an diesem Smoothie?

- Die Gurke ist sehr kalorienarm, aber reich an Zink. Das wiederum schützt effektiv vor Heißhunger und sorgt für gesunde Zellen.
- Spinat liefert Energie für die Muskeln und entwässert. Vitamin K und Beta Carotin regulieren Hautprobleme und regen das Immunsystem an. Chlorophyll entgiftet effektiv.
- Äpfel enthalten rund 300 bioaktive Stoffe. Sie schützen Herz und Blutgefäße. Die Ballaststoffe sättigen, die sekundären Pflanzenstoffe neutralisieren freie Radikale.
- Die Mandarine liefert Vitamin C. Das regt nicht nur das Immunsystem an, sondern aktiviert auch die Fettverbrennung.
- Baobab wirkt gegen Erschöpfung und Müdigkeit. Die Antioxidantien schützen die Zellen und aktivieren das Immunsystem. Baobab reguliert die Verdauung und hilft dem Körper, zu entgiften.
- Joghurt liefert Milchsäurebakterien, die den Darm gesund halten. So kann er das Immunsystem stabilisieren und sogar Heißhunger vorbeugen. Das enthaltene Calcium aktiviert ein Schilddrüsenhormon und fördert so die Fettausscheidung. Schon die geringen Mengen an Fett im Joghurt reichen aus, um es dem Körper zu ermöglichen, fettlösliche Vitamine aus dem Obst zu verwerten.

Mango Kokos Smoothie

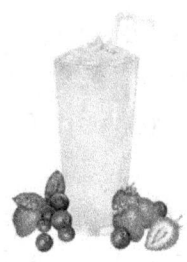

Zubereitungszeit	10 Minuten
Geeignet für	2 Portionen

Zutaten:
- 1 Mango
- 1 Banane
- 85 ml Kokosmilch
- 90 ml Kokosjoghurt
- 150 ml Fruchtsaft nach Belieben
- 1 TL Zimt

Zubereitung:
1. Die Mango und die Banane schälen.

2. Mango entkernen und klein schneiden, anschließend mit den restlichen Zutaten fein pürieren.

Grüne Göttin

Eine seltsame Kombination auf den ersten Blick, aber lass dich nicht täuschen. Dies ist eine köstliche und reinigende Mischung aus Obst und Gemüse und ideal für die Verdauung.

Zutaten (1 Portion)
2 Selleriestangen, geschnitten und halbiert
1 Apfel
1 Kiwi, geschält
1 Birne
Eine Handvoll Babyspinat, gewaschen
½ Gurke
Ein paar Tropfen Limettensaft

Wie wird's gemacht?
Den Sellerie, den Apfel, die Kiwi, die Birne, den Spinat und die Gurke in einen Entsafter geben. In ein Glas gießen. Mit einem Spritzer Limettensaft auffüllen und sofort servieren.

Einfacher Spinat-Smoothie

Zutaten

160 g	frischer Blattspinat
160 ml	Orangensaft, frisch gepresst
1	Banane
1 EL	Mandelmus

Arbeitszeit: ca. 11 Min.
Zubereitungszeit: ca. 6 Min.
Schwierigkeitsgrad: simpel
Kalorien p. P.: keine Angabe

Zubereitung
Den Blattspinat ut waschen und die Bananen schälen. Dann beide Zutaten in einem Mixer geben und bis zur gewünschten Konsistenz einige Minuten pürieren.

Abwehr Smoothie

Zutaten für 1 Person (260 kcal)

- 1 Handvoll Holunderbeeren
- 2 Äpfel (entkernt)
- 1 Handvoll Endiviensalat oder 1 Handvoll Brennnesseln
- 2 Datteln (entsteint) (zum Süßen)
- etwas Vanille
- Wasser nach Bedarf

Alle aufgelisteten Zutaten in den Mixer oder Smoothie Maker geben und zu einem cremigen Saft mixen. Nachdem mixen, wenn möglich sofort genießen.

Detox Smoothie

Zutaten für 1 Person (270 kcal)

- 2 EL frisch gepresster Orangensaft
- 1 Tl Spirulina
- 2 TL gehackter Ingwer
- 1 Birne
- 1 Apfel
- 1 Rote Beete
- 1 Karotte
- Eiswürfel nach bedarf

Alle aufgelisteten Zutaten in den Mixer oder Smoothie Maker geben und zu einem cremigen Saft mixen. Nach dem Mixen wenn möglich sofort genießen. Schmecken lassen.

Erdbeeren Schoko Smoothie

Zubereitungszeit	5 Minuten
Geeignet für	2 Portionen

Zutaten:

120 g Erdbeeren, tiefgekühlt
- 1 Banane
- 35 g Kakaopulver
- 40 ml Kokosjoghurt
- 225 ml Mandelmilch
- 1 EL Agavendicksaft
- 1 Prise Zimt
- 1 Prise Kardamom

Zubereitung:
1. Tiefgekühlte Erdbeeren mit der Milch im Mixer pürieren.
2. Die Banane schälen und mit den restlichen Zutaten in den Mixer geben und alles erneut ordentlich durchmixen.

Herbstsaft

Die weichen Aromen dieses Saftes sowie die Tatsache, dass die Früchte alle im Herbst geerntet werden, machen ihn zu dieser Zeit besonders geeignet zum Trinken.

Zutaten (1 Portion)
2 Äpfel
2 Birnen
240g Brombeeren

Wie wird's gemacht?
Alle Zutaten in einen Entsafter geben. In ein Glas geben und sofort servieren.

Erdbeer-Avocado-Smoothie

Zutaten

½	**reife Avocado**
etwas	Limettensaft
210 g	Erdbeeren
310 ml	Milch
etwas	Vanillemark
etwas	**Agavendicksaft oder Honig**

Arbeitszeit: ca. 11 Min.
Zubereitungszeit: ca. 6 Min.
Schwierigkeitsgrad: simpel
Kalorien p. P.: keine Angabe

Zubereitung
Das Avocado Fruchtfleisch mit einem Löffel aus der Schale heben und mit etwas Limettensaft beträufeln. Die Erdbeeren waschen und die Blätter entfernen.

Alle Zutaten mit dem Vanillemark und der Milch im Mixer pürieren. Mit Limetten- und Agavendicksaft abschmecken. und kühl servieren.

Herbst Liebe

Zutaten für 1 Person (180 kcal)

- 200 g reife Zwetschgen (entsteint)
- 1 HV roter Mangold
- 250 ml Mandelmilch
- etwas Vanillepulver, Kardamom und Zimt

Alle aufgelisteten Zutaten in den Mixer oder Smoothie Maker geben und zu einem cremigen Saft mixen. Nachdem mixen, wenn möglich sofort genießen.

Gojibeeren Feldsalat Smoothie

Zutaten für 1 Person (222 kcal)

- 100 ml Wasser
- 1 Banane (geschält)
- 100 g Erdbeeren
- 2 Handvoll Gojibeeren
- 1 Handvoll Feldsalat

Alle aufgelisteten Zutaten in den Mixer oder Smoothie Maker geben und dann zu einem cremigen Saft mixen. Nach dem Mixen wenn möglich sofort genießen.

Löwenzahn Smoothie

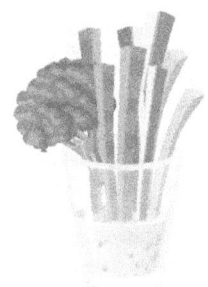

Zubereitungszeit	10 Minuten
Geeignet für	4 Portionen

Zutaten:
- 30 g Löwenzahn
- 1 Gurke
- 1 Apfel
- 2 Bananen, reif
- 600 ml Wasser
- 0,5 cm Ingwer
- 1 Prise Cayennepfeffer

Zubereitung:
1. Löwenzahn, Gurke und Apfel waschen.

2. Banane schälen und alles im Mixer cremig pürieren.

Ananaslimonade

Eine spritzige Portion altmodische Limonade und perfekt zum Ausgießen aus einer großen Kanne an einem langen Sommernachmittag.

Zutaten (1 Portion)
¼ Ananas, geschält
60ml Tafelwasser

Wie wird's gemacht?
Die Ananas in einen Entsafter geben. In ein Glas gießen und mit Tafelwasser auffüllen.

Kirsch-Smoothie oder Kirsch-Joghurt-Getränk

Zutaten

210 g	**Kirschn, ohne Stein**
310 g	**Joghurt**
2 gestr. EL	**Honig**
2,5 Schuss	**Milch**

Arbeitszeit: ca. 11 Min.
Zubereitungszeit: ca. 6 Min.
Schwierigkeitsgrad: simpel
Kalorien p. P.: ca. 150 kcal

Zubereitung

Alle Zutaten pürieren.

Ingwer Hafer Birnen Smoothie

Zutaten für 1 Person (299 kcal)

- 1 reife Birnen (entkernt)
- 1 Becher Milch (250 ml) (falls Vegan, Hafermilch)
- 0/5 Becher Joghurt
- 0/5 Becher Haferflocken (50 g) (leicht angeröstet)
- 1 Esslöffel Ahornsirup oder Honig
- 0/5 Esslöffel frischer Ingwer
- 1 Prise Zimt und Salz

Alle aufgelisteten Zutaten in den Mixer oder Smoothie Maker geben und zu einem cremigen Saft mixen. Nachdem mixen, wenn möglich sofort genießen.

Heidelbeeren Shake

Zubereitungszeit	5 Minuten
Geeignet für	2 Portionen

Zutaten:
- 125 g Heidelbeeren
- 180 g Quark, Magerstufe
- 325 ml Wasser
- 1/2 TL Lebkuchengewürz
- 40 g Haferflocken

Zubereitung:
1. Heidelbeeren waschen.
2. Alle Zutaten miteinander vermengen und im Mixer pürieren.

Minz-Schokostückchen-Smoothie

Schokolade mit Minzgeschmack ist ein klassischer Genuss nach dem Abendessen. Hier ist eine flüssige Version.

Zutaten (1 Portion)
300ml Minz-Schokostückchen-Eiscreme
3 Esslöffel Milch
1 Esslöffel Schokostückchen

Wie wird's gemacht?
Alle Zutaten in einen Mixer geben. 1 Minute lang mischen. In ein Glas geben und sofort servieren.

Himmlischer Engel

Zutaten

2,5 Gläser	Ananassaft
1,5	Banane
1,5	Birne
310 ml	Buttermilch
4	**Birne(n) - Spalten als Dekoration**

Arbeitszeit: ca. 11 Min.
Zubereitungszeit: ca. 6 Min.
Schwierigkeitsgrad: simpel
Kalorien p. P.: ca. 168 kcal
Zubereitung
Vorbereitung:
Ananassaft eine Stunde vorher ins Eisfach geben.

Grünkohl Bananen Birnen Smoothie

Zutaten für 1 Person (150 kcal)

- 1 Birnen (entkernt)
- 1 reife Banane (geschält)
- 1 Hand voll geschnittenen Grünkohl
- 1 Esslöffel Ahornsirup oder Honig
- 0/5 Esslöffel frischer Ingwer

Alle oben genannten Zutaten in den Mixer oder Smoothie Maker geben und zu einem cremigen Saft mixen. Nach dem Mixen wenn möglich sofort genießen.

Mango Shake

Zubereitungszeit	5 Minuten
Geeignet für	2 Portionen

Zutaten:
- 1 Mango
- 350 ml Mandelmilch
- 70 ml Quark, Magerstufe
- 50 g Haferflocken
- 1 EL Agavendicksaft
- 1 Handvoll Walnüsse

Zubereitung:
1. Die Mango schälen und in Stücke schneiden.
2. Alle Zutaten in einen Mixer geben und durchpürieren.

Schwarzwald Smoothie

Ein einfacher Schokokirsch-Smoothie wird durch die Zugabe von schmelzend weichen Stücken Schokobiskuitkuchen bereichert.

Zutaten (1 Portion)
240g Schwarzkirschen entkernt
300ml Schokoeiscreme
2 Esslöffel Schlagsahne
240g geschnittener Schokobiskuitkuchen

Wie wird's gemacht?
Die schwarzen Kirschen, das Eis und die Sahne in einen Mixer geben und 1 Minute lang mischen. In ein Glas gießen und den Schokokuchen unterrühren. Sofort servieren.

Süßkartoffeln Smoothie

Zutaten für 1 Person (367 kcal)

- 200 ml Rooibos-tee
- ½ gekochte/gebackene Süßkartoffel
- 1 Mandarine (geschält)
- 1 EL Mandelmus
- 1 Handvoll Spinat
- ¼ TL jeweils Zimt, Kardamom, Vanille
- 2 Datteln (entsteint)

Alle aufgelisteten Zutaten in den Mixer oder Smoothie Maker geben und dann zu einem cremigen Saft mixen. Nach dem Mixen wenn möglich sofort genießen.

Mango-Kokos-Minz-Smoothie

Dieser Mango-Kokos-Minz-Smoothie ist perfekt zum Frühstück oder als Snack am Vormittag oder Nachmittag. Er ist auch perfekt für alle, die auf einer Softfood- oder Flüssigdiät sind.

Zutaten (2 Portionen)
2 Mangos, entsteint und geschält
240g fettarmer Vanille-Joghurt
240ml fettarme Milch
60ml Kokosmilch
ein paar Minzblätter ca. 1 Esslöffel

Wie wird's gemacht?
Alle Zutaten in einen Mixer geben und glatt mischen. Füge mehr Milch hinzu, wenn du eine dünnere Konsistenz möchtest.

www.ingramcontent.com/pod-product-compliance
Lightning Source LLC
Chambersburg PA
CBHW071451070526
44578CB00001B/312